40

T_c 11.

DE L'INTERVENTION DE L'ÉTAT

DANS

LES INDUSTRIES INSALUBRES.

NOTE

ADRESSÉE

AUX REPRÉSENTANTS DU PEUPLE,

PAR

ADOLPHE BOBIERRE,

Ex-Professeur suppléant de Chimie à l'École municipale Colbert, membre de la Société de Médecine d'Amiens, de la Société Industrielle d'Angers, etc.

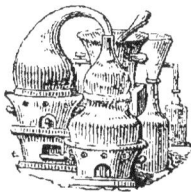

NANTES,

L. GUÉRAUD, LIBRAIRE, PASSAGE BOUCHAUD.

1848.

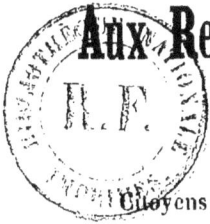

Aux Représentants du Peuple.

Citoyens,

Justement préoccupés des intérêts les plus immédiats de la République, vous avez nommé une commission d'enquête sur le sort des travailleurs.

Consacrant par cette initiative le principe démocratique, qui doit présider aux institutions nouvelles, vous avez inauguré les nobles et fraternelles études d'où surgira enfin le véritable Code chrétien, la Charte des travailleurs.

C'est sur la nature même de ce sujet si grave que je me permettrai d'appeler quelques instants votre bienveillante attention.

Je sais ce que les recherches entreprises dans la voie des réformes humanitaires provoquent de sarcasmes et d'incrédulité chez les classes heureuses de l'ordre social, mais je sais aussi que la nature même du devoir et la conscience de l'avoir rempli doivent faire mépriser de telles considérations.

La relation intime du physique avec le moral impliquerait scientifiquement la nécessité d'un double point de vue d'amélioration dans le sort des travailleurs, si les notions les plus vulgaires que révèle l'observation n'en avaient depuis longtemps fait un devoir à la société. L'homme, en effet, ne vit pas seulement de droits : il lui faut la possibilité de satisfaire ses attractions purement matérielles. L'émancipation des noirs serait, par la même raison, une mesure funeste, si elle n'entraînait avec elle les mesures législatives propres à régler ultérieurement les relations du travail avec le capital affecté à son développement. Joindre à l'étude des relations sociales du travailleur l'examen des règlements de salubrité nécessaires à son existence, telle doit être par conséquent la nature des préoccupations de l'Etat.

S'opposer à la dégradation intellectuelle, en même temps qu'au dépérissement physique des classes pauvres de la société, tel est le résultat combiné en dehors duquel toute transformation porterait avec elle le cachet de sa stérilité.

Les réformes que doit enfanter la situation ont été amenées d'une manière trop évidente par la marche transitionnelle des choses, leur avénement découle trop naturellement d'ailleurs des lois de la pure morale, pour que leur application puisse rencontrer des obstacles sérieux. La philosophie qui présentait le travail comme un frein, a, Dieu merci, fait son temps; et la simple logique en eût consommé le règne, si le mépris public n'en avait fait une éclatante justice.

Or, si le travail ne doit pas être considéré comme un frein, mais bien comme le résultat normal de l'exercice des plus belles facultés de l'homme, on ne saurait, dans la vaste question qu'il embrasse, méconnaître que ses lois de développement se condensent en deux grands principes :

Favoriser les vocations naturelles.

Rendre le travail attrayant.

Les divers systèmes d'instruction publique doivent aboutir à la réalisation de la première de ces lois.

La possibilité de la seconde n'est compatible qu'avec l'intervention tutélaire de l'Etat, au double point de vue des rapports qui lient le capital à la production, et enfin de *l'hygiène des travailleurs.*

La législation relative à l'hygiène industrielle est aux hôpitaux ce que l'éducation du peuple est aux bagnes ; or, ne vaut-il pas mieux prévenir le mal que d'avoir à le comprimer ? Et serait-ce par hasard être utopiste que de réclamer l'intervention de l'Etat dans l'exercice des industries insalubres ?... Pour ma part, je ne le crois pas.

Que ceux qui se récrieront sur le peu d'importance d'une telle phase de la question générale du travail, veuillent bien réfléchir à la nature de certaines professions industrielles dont l'exercice n'a guère été jusqu'à ce jour que l'*orga-*

nisation de l'assassinat; qu'ils comptent les veuves, les orphelins de la céruse et du mercure, des émanations du zinc et des particules ténues du coton ; qu'ils consultent enfin cette effrayante statistique sur laquelle ont blanchi les Parent-Duchâtelet et les Darcet, les Villermé et tant d'autres ; et si l'optimisme de leurs illusions ne s'est pas évanoui comme un songe devant le souffle de la réalité, je déchire cette pétition et je proclame bien haut que l'insalubrité des ateliers n'existe que dans l'imagination des rêveurs ; la destinée des ouvriers de manufacture devient dès lors compatible avec les décrets immuables de la Providence. Après le théorème, ses conséquences... Rien de plus juste.

Je concède aux repus de nier qu'on meure de faim, aux barons de la finance de ne pas comprendre que l'ouvrier est autre chose qu'une simple machine à battre monnaie ; mais que les disciples de la science pénètrent dans les antres de la production, voici ce qu'exige l'humanité : que les dispensateurs de la souveraineté fassent de l'hygiène industr elle une question de premier ordre ; voilà ce que réclame la véritable organisation du travail, au nom même de ses enfants trop longtemps déshérités.

Dieu n'a pas d'enfants bâtards, dit la morale ; que cette maxime entre donc gratuellement dans le domaine des faits acquis, et qu'à l'exemple de Saturne, l'industrie, bienfaitrice par essence, ne dévore plus chaque jour ses propres enfants. Telle est la ligne de conduite tracée par le principe républicain ; elle est trop compatible avec l'égoïsme bien entendu, pour que la génération actuelle ne s'engage pas dans les errements qui s'y rattachent.

On a souvent parlé de la responsabilité des chefs d'industrie en ce qui concernait l'état moral et physique des travailleurs... Que les riches s'améliorent donc eux-mêmes. et je comprendrai qu'ils puissent donner l'exemple aux pauvres.... Pour qui connaît à fond les rouages infimes du mécanisme industriel, il est facile de comprendre que laisser à l'intérêt privé la direction hygiénique des travailleurs, c'est établir une lutte constante entre l'argent et la santé, entre la spéculation et le devoir, mettre aux mains d'un aveugle le gouvernail du navire engagé dans les récifs.

Sauf quelques nobles exemples, le chef d'industrie n'est que trop naturellement disposé à se considérer comme simple spéculateur. Qu'y a-t-il de commun, en effet, entre les exigences de la morale et le compte *profits et pertes*; et combien de fois n'entendrez-vous pas tenir le langage suivant, en pareille occurence?

« Que me demandez-vous? Je ne fais de tort à personne; ma probité est reconnue, mon crédit est solidement établi, mes affaires sont en règle; ne suis-je pas un honnête homme? Quoi donc! voulez-vous faire de moi un professeur de morale? Je laisse ce soin au curé de ma paroisse; je n'occupe point un bénéfice à charge d'âmes. Que mes ouvriers remplissent bien leur tâche; que mes produits soient confectionnés en quantité convenable, au jour fixé et surtout avec la plus grande économie: voilà ce qui me concerne; mais la vie privée de toutes ces bonnes gens, est-ce que cela me regarde? En suis-je responsable? (1) »

Répondrez-vous à de tels hommes que les ouvriers sont autre chose que des cardes et des bobines, et que si les anciens preux avaient pris pour symbole *noblesse oblige*, la féodalité industrielle comprend peu son rôle et ses véritables intérêts en faisant prévaloir le *chacun pour soi* de son moderne blason? Ils vous traiteront de rêveurs et de fous. Pauvres fous eux-mêmes, qui ne comprennent pas que la puissance véritable naisse du progrès, et que la fragilité des institutions dérive de l'anormal immobilisme auquel on veut les associer.

Quel remède proposer, dira-t-on, à un tel état de choses? Je l'ai déjà dit et je le répète avec une profonde conviction: L'INTERVENTION DE L'ÉTAT DANS LES INDUSTRIES INSALUBRES.

L'intervention de l'Etat s'exérce pour le développement intellectuel; son rôle, sous se rapport, prend chaque jour

---

(1) Gérando, des Progrès de l'Industrie. — Voir aussi dans le Tableau de l'Etat physique et moral des Ouvriers, par Villermé, le langage que lui ont tenu plusieurs entrepreneurs d'exploitations industrielles.

de plus vastes dimensions, embrasse un champ d'études qui n'aura bientôt pour limites que les frontières de la nationalité. Pourquoi n'en serait-il pas de même pour le développement physique? Craindrions-nous d'être accusés de plagiat en accomplissant sous ce rapport une partie des améliorations déjà appliquées dans les républiques de l'antiquité?

Qu'on ne s'y trompe pas, la puissance morale d'un peuple n'est pas inversement proportionnelle à sa puissance physique ; et si l'exagération de la matière nuit à la subtilité de l'intellect, et réciproquement, il n'en est pas moins vrai que dans un harmonieux équilibre de ces deux fonctions réside la prospérité des peuples.

J'entends qu'on s'occupe de toutes parts de cultiver l'intelligence des classes ouvrières, rien de mieux : mais que fait-on pour améliorer les conditions physiques de leur existence? Peu de chose. Or, que le christianisme ait sanctifié la mortification de la chair en présence des débauches des puissants de la terre, cela se conçoit ; mais à ces philosophes qui prêcheront le mépris du bien-être du fond même des boudoirs dorés où ils ont reculé dans ses limites extrêmes le domaine du sensualisme, ne pourrait-on pas dire?

Il est chaque jour, à chaque instant, des hommes au regard éteint qui tissent dans d'humides et obscurs souterrains la parure des compagnes de vos plaisirs. Il est des générations étiolées par le travail énervant de l'atelier, dans lesquelles la phthisie, ce minotaure de nos grands centres manufacturiers, choisit chaque jour ses victimes par centaines. A l'abri de vos riches lampas et de vos courtines damassées, austères moralistes, avez-vous jamais sondé les misères des pâles rejetons de cette race abâtardie ? Savez-vous combien d'existences sont moissonnées entre l'étoffe de soie qui grince sous le métier et le rideau de lin du grabat d'hôpital? Au milieu de l'atmosphère enivrante de vos fêtes splendides, avez-vous jamais compris tout ce qu'il y a de déchirant dans cet holocauste offert chaque jour par la société sur l'autel de l'industrie ? Chez les anciens, Vénus n'excluait pas Minerve ; ne séparez donc pas ce que Dieu a uni, et craignez d'attenter à la destinée sociale en dégradant l'unité de sa double manifestation. Rappelez-vous que le moral ne saurait être noblement dirigé alors que le physique se débat dans les étreintes d'une lente et douloureuse agonie, et que le progrès de l'esprit humain ne sera jamais étayé sur des bases plus solides que le double développement assigné par les lois naturelles à l'humanité tout entière.

« Traversez une ville d'industrie, à 5 heures du matin, » s'écrient les auteurs d'une pétition adressée de Mulhouse, « et regardez la population qui se presse à l'entrée des filatures : vous verrez de malheureux enfants, pâles, chétifs, rabougris, à l'œil terne, aux joues livides, ayant peine à respirer, marchant le dos voûté comme des vieillards. Ecoutez les entretiens de ces enfants : leur voix est rauque, sourde et comme voilée par les miasmes impurs qu'ils respirent dans les établissements cotonniers. »

J'ai vu les fabriques de Mulhouse, il y a quelques années; et je me rappelle encore que l'état physique des ouvriers m'y paraissait satisfaisant, relativement aux autres villes telles que Lille, etc. *Ab uno disce omnes !* ....

En Angleterre, où les ateliers occupent beaucoup d'enfants, le *Montly Review* porte à 1,078 le nombre des travailleurs qui, dans les manufactures de Dundee, n'ont pas atteint leur dix-huitième année ; la majorité est au-dessous de quatorze ans ; une grande partie au-dessous de douze ; quelques-uns au-dessous de neuf ; il y en a enfin qui n'ont que six ou sept ans.

D'après l'*Ausland*, parmi sept cents enfants des deux sexes pris à Manchester, on a trouvé :

Sur les 350 qui n'étaient pas employés dans les fabriques, 21 malades, 88 d'une santé faible, 241 bien portants.

Sur 350 qui y étaient employés, 75 malades, 154 d'une santé faible, 143 seulement d'une bonne santé.

Et n'est-ce pas l'occasion de s'écrier avec un célèbre publiciste : « O riches! qui donc ira mourir pour vous sur la frontière ? Il vous faut des soldats pourtant ! »

Les docteurs Guépin et Bonamy ont fait une triste et consciencieuse statistique de la mortalité dans la ville de Nantes. Ils ont constaté que dans les arrondissements habités par les pauvres et dont les rues sont sales, tortueuses, mal aérées , la mortalité était de 3,23 pour cent, ou de 1 sur 30,88. Dans les arrondissements plus aisés et où la propreté, la ventilation et la distribution de la lumière étaient mieux observées , le nombre des décès n'était que de 2,44 pour cent, soit 1 sur 40,83 ; c'est-à-dire, un quart de moins environ !

Et qu'on ne vienne pas dire que l'ivrognerie et le mauvais choix des aliments soient la seule cause d'une différence aussi notable ; car les mêmes auteurs ont parfaitement constaté qu'à misère égale, les rues convenablement disposées au point de vue de l'hygiène publique fournissaient des chiffres de mortalité manifestement inférieurs.

MM. Guépin et Bonamy tirent de leur travail la conséquence suivante : que la mortalité est en raison inverse du taux des loyers. Aussi, en comparant pour la ville de Nantes deux quartiers extrêmes à ce point de vue, prouvent-ils que pendant qu'un individu meurt dans le premier, six moins une très-minime fraction meurent dans le second !...

La mortalité des enfants au-dessous de 10 ans est presque le double dans les quartiers pauvres, de ce qu'elle est dans les quartiers aisés , et le triple de ce qu'elle est dans les quartiers riches.

Malgré la douloureuse conviction que toutes les classes de citoyens ne peuvent s'entourer des mêmes conditions de bien-être, ne tombe-t-il pas sous le vulgaire bon sens que les exigences premières de salubrité doivent être indistinctement observées pour tous, et la sollicitude des gouvernants ne doit-elle pas être instamment tendue vers la nature d'aussi graves problèmes ?

Les anciens sentaient mieux que nous l'importance de la législation hygiénique ; la distribution de l'eau, de l'oxigène atmosphérique et de la lumière, ces grands dispensateurs de la santé ne les trouvaient pas indifférents. Leurs constructions, leurs aqueducs, leurs bains publics si fastueux et si multipliés, témoignent encore de leurs préoccupations constantes à cet égard. Les empereurs cherchaient à se populariser par la création de tels établissements. Aussi voyons-nous Agrippa

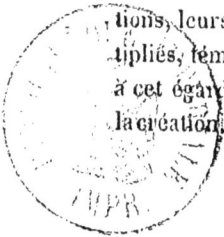

fonder 70 bains publics, dans lesquels les pauvres étaient gratuitement admis...... Et le projet de rétablir d'aussi utiles fondations ne provoque chez notre peuple léger et moqueur que le sarcasme et la raillerie!....

Quand donc les notions les plus grossières de l'hygiène passeront-elles dans nos mœurs? Quand donc comprendra-t-on que l'aération des édifices, les plantations opportunes et les abondantes distributions d'eau sont les premières conditions de vitalité? Quand admettra-t-on que la liberté laissée au constructeur de tuer les habitants d'une maison par le défaut de sécheresse, de ventilation et de lumière, dégénère en véritable despotisme exercé par l'aristocratie de l'ignorance. Quand enfin, intervenant dans la manipulation meurtrière de la céruse, du mercure, et de tant d'autres objets de spéculation, l'État sera-t-il vraiment le protecteur du faible?

La société, qui s'occupe des moyens de guérir et qui songe peu à prévenir, n'est que trop disposée à graviter dans un cercle vicieux, dont l'égoïsme constitue le rayon.

Que d'améliorations possibles, en effet, dans les industries insalubres, avec l'argent dépensé annuellement pour traiter les maladies qu'elles provoquent! Il est vrai que la philanthropie de parade n'y trouverait pas son compte et que bien des sociétés, bien des discours, bien des brochures, y perdraient de leur palpitant intérêt.... Il faut cependant opter entre l'hygiène qui prévient et la pathologie qui ne guérit pas toujours.... Entre le progrès ou la dégradation de l'espèce..... Entre le despotisme ou la fraternité. Depuis cinq ans la science nous a donné, par le développement des arts mécaniques en France, le moyen de remplacer 1,531,593 hommes de peine par la providentielle expansion de la vapeur d'eau... Suivons la voie qu'elle nous trace. Le *laissez-faire* n'est plus de saison.

Les considérations qui précèdent ressortent de l'examen de questions graves et pénibles rarement sondées par le scalpel des moralistes; il faut, en effet, pour les connaître, pénétrer dans l'atelier de la fabrique et dans le réduit de l'artisan, étudier le rouage de la production et les moyens d'existence du pauvre. Ainsi faisait Parent-Duchâtelet, dont l'existence fut un long dévouement à la cause de l'humanité et aux progrès de la science ; or, ce qu'un seul homme ne peut faire, l'unité des efforts le réalise facilement. — Que le Pouvoir ordonne donc une enquête sur les industries insalubres ! Je vais tâcher de prouver en quelques mots son impérieuse nécessité.

Si on tente d'examiner en détail la plupart des industries dangereuses , on retrouve constamment les mêmes effets produits par les mêmes causes : toujours l'homme sacrifié au produit ; partout la santé du travailleur prostituée au capital ; partout, enfin, l'existence en dehors du droit commun, par suite de la non-intervention de l'Etat.

Animés des meilleures intentions, les membres des conseils de salubrité ne peuvent, et cela se conçoit, agir isolément et sans pouvoir réel, comme s'ils étaient unitairement organisés dans toute l'étendue de la France. Il est donc de toute nécessité que l'Etat rende une et énergique l'action qu'ils sont appelés à exercer, non plus seulement pour régler les rapports de l'industrie avec les habitations limitrophes des usines, mais aussi et surtout pour atténuer l'action de ces mêmes industries sur les ouvriers qui les pratiquent.

Il suffit, pour démontrer la vérité de ce théorème social, de jeter un coup d'œil sur quelques branches d'industrie insalubres, connues de tous. Que voyons-nous, en effet, dans leur exercice ? La santé, la vie même des travailleurs aux prises avec l'économie de la fabrication, avec la spéculation de l'entrepreneur.

Où et quand intervient officiellement la société ? A l'hôpital, c'est-à-dire lorsque le mal a été produit ; à l'instant où le remède est souvent devenu impuissant contre les attaques réitérées de la maladie. Ce n'est certainement pas là de l'hygiène préventive, et l'entretien des hospices ne saurait toujours dégager le corps social de la grave responsabilité qu'il encourt.

Il est, en effet, des professions : la production de la céruse, la vidange des fosses d'aisances, le curage des égouts, la dorure au mercure, l'étamage des glaces, la fabrication

du minium , de certains produits chimiques , des allumettes
à friction, le battage du coton, le traitement des cendres
d'orfévre, la fonte du zinc, du cuivre et du laiton, le sécrétage du feutre , qui pourraient être, sinon *complétement
remplacées par des procédés salubres*, au moins améliorées de
la manière la plus efficace.

Consultez la liste des établissements insalubres, officiellement publiée jusqu'à ce jour ; cherchez l'article *Céruse*, que
lisez-vous? « Quelques inconvénients , SEULEMENT pour la
santé des ouvriers. » C'est-à-dire que sur le seuil de l'a-
telier s'arrète la mission législative. Eh bien ! voulez-vous
connaître l'une des phases de l'effrayante statistique impli-
citement renfermée dans cette formule ? A ce point de vue,
les chiffres qui suivent ont bien leur éloquence.

Le nombre des individus atteints de maladie saturnine,
admis pendant 8 ans à la Charité, a été de 1163 ; sur ce
nombre, les ouvriers employés à la fabrication de la céruse
figurent pour 406, et les peintres pour 385.

Dans l'année 1841, le seul département de la Seine a
fourni 302 malades, dont 69 peintres et 233 cérusiers. Sur
ces 302 malades, 12 sont morts et 1 a été atteint d'aliéna-
tion mentale.

Sur ces 233 malades, la fabrique de Clichy en a fourni
161, et sur les 12 morts, 7 sortaient de cet établissement,
le seul, jusqu'à présent, qui emploie en grand un procédé
particulier de fabrication (1).

Et ceci ne s'applique qu'à un seul hospice, qu'à une seule
ville, qu'à une seule classe d'ouvriers (il en est beaucoup
qui ne vont pas à l'hospice). Il n'est mention ici, d'ailleurs,
que des morts survenues pendant la période aiguë de la
maladie saturnine , et nullement des paralysies fréquentes
et des autres accidents consécutifs qui en sont bien souvent
la conséquence !

Il est des femmes qui travaillent aux plus insalubres opé-
rations de cette infernale fabrication pour un salaire quoti-

---

(1) De Ruolz. — Comptes-rendus de l'Académie des Sciences,
tome 17. — 1843.

dien de 1 fr!..... des hommes qui l'exécutent pour 30, 35, 40, 50 sous, suivant les localités! Il est des établissements ou le triste appât d'une bouteille de vin est annexé au salaire. Ainsi, chez tel industriel on n'offrira pas 35 sous ou 40 sous au cérusier; mais 30 sous plus une bouteille de vin, 35 sous plus une bouteille de vin..... Touchante sollicitude!..... Or, je ne crains pas de le proclamer bien haut : du jour où l'État *voudra sérieusement*, la céruse sera remplacée par des corps salubres. Et, d'ici là, pourquoi les fabriques de blanc de plomb ne seraient-elles pas soumises à des mesures rigoureuses en rapport avec l'état de la science? Pourquoi, par exemple, le broyage immédiat à l'huile, et, par suite, la vente de la céruse en vessie ou autrement, ne supprimerait-il pas l'*empotage*, si meurtrier pour ceux qui l'exécutent? Pourquoi les appareils destinés à détacher les écailles de céruse des lames de plomb ne seraient-ils pas tous soumis dans leur construction à une sévère investigation?... Je défie qu'on puisse opposer à ces mesures une seule objection sérieuse. Et, quant aux doutes à émettre sur la possibilité de remplacer la céruse, qu'on se rappelle l'impulsion que sut donner l'Empereur à l'industrie sucrière. Or, ici, le problème est déjà à moitié résolu. Qu'on exploite quelques-uns des riches filons antimonifères inutiles jusqu'à ce jour, qu'on utilise quelques portions de ces millions de kilogrammes d'acide chlorhydrique lancés chaque jour dans l'atmosphère par la décomposition du sel marin, l'oxi-chlorure d'antimoine sera livré à bas prix..... Et, d'ailleurs, il n'y a pas que ce corps auquel on puisse avoir recours.

La vidange offre encore un exemple frappant du dédain avec lequel on a traité jusqu'ici les questions d'hygiène législative. Qui n'a entendu parler du *plomb* et des terribles asphyxies auxquelles il donne souvent lieu?

Qui ne sait que l'inqualifiable habitude de laisser pourrir dix ans les matières dans les fosses y provoque l'accumulation de ces gaz acide sulfhydrique et ammoniaque, dont

l'un tue comme la foudre, et dont l'autre, quand il ne tue
pas, donne la *mitte* aux ouvriers (1).

Lorsque le curage d'une fosse est de nature à présenter
du danger, les ouvriers disent : « Il y a du *plomb* dans la
fosse ; payez-nous bien, et faites-nous boire. » Ils sont bien
payés, ils boivent de l'eau-de-vie, et ils tombent dans le
cloaque infect!..... Et il y a des procédés simples, écono-
miques, peu coûteux, qui permettraient d'annihiler de pareilles causes de destruction ; ces procédés ont été à mainte
et mainte reprise publiés et recommandés par les sociétés
savantes.... C'est à ne pas y croire.

Passerai-je en revue chacune des industries manifestement
meurtrières? Le cadre de ce travail ne me le permet pas, et
l'énumération en est malheureusement longue. Qu'il me suf-
fise de rappeler que la phthisie pulmonaire est la conséquence
fréquente du cardage de la bourre et du battage du
coton ; que la carie des os n'affecte que trop souvent les
femmes employées à la confection des allumettes phospho-
riques ; que les coliques et la paralysie sont le funeste apa-
nage des ouvriers respirant la poussière du minium ; que le
tremblement mercuriel et l'empoisonnement se manifestent
chaque jour chez les travailleurs adonnés à l'étamage des
glaces, au sécrétage des feutres et au maniement du zinc,
de l'étain et du cuivre en fusion..... Eh bien! toutes ces
industries peuvent être améliorées, et la science a confirmé
en cela les corollaires de la logique : en effet, ou il y a une
Providence ou il n'y en a pas ; et s'il y en a une, elle a mis
le remède à côté du mal, l'antidote à côté du poison. En
dehors des nombreux travaux que nous possédons déjà sur
l'assainissement et qu'il nous faut tout d'abord appliquer,
cherchons donc et nous trouverons.

Il ne faut pas se le dissimuler, la mission de l'État ne
peut et ne doit pas s'arrêter là. Les falsifications sur les
substances alimentaires se pratiquent chaque jour avec une

---

(1) Souvent la *mitte* compromet la vue. — Les souffrances
qu'entraîne cette maladie sont quelquefois assez fortes pour faire
perdre la raison au malade.

scandaleuse effronterie ; dénoncées à plusieurs reprises en pleine Chambre, elles ne se développent que de mieux en mieux sous l'empire de la concurrence : il est urgent de leur assigner un terme. C'est le sulfate de cuivre, l'alun, les sels ammoniacaux, la pierre blanche, la farine avariée, la farine de fèves que l'on introduit dans le pain, alors qu'on frustre déjà l'ouvrier pour le poids de la substance. C'est le campêche, le troène, la litharge, dont la détestable union ruine peu à peu la constitution de celui qui en fait usage, tout en satisfaisant les exigences du fisc, auquel elle paie le droit du Xerès et du Porto.

Que dirai-je encore? c'est le chromate de plomb mélangé au thé, l'eau et la craie introduits frauduleusement dans le lait, les acides minéraux unis au vinaigre...., la *libre* concurrence enfin aux prises avec la santé du pauvre, qui n'a ni balances, ni réactifs chimiques pour s'assurer qu'on le trompe, et qui n'a pas, d'ailleurs, la voix assez forte pour réclamer justice.

Il est encore une question qu'il appartient au Pouvoir d'étudier et d'appliquer, au grand avantage des travailleurs : je veux parler des bains publics, éléments si essentiels à l'hygiène du pauvre. L'Angleterre nous a devancés sous ce rapport. Un établissement de cette espèce, qui a été ouvert au mois d'août 1846, à Londres, dans Easton-Square, a trouvé dans toutes les classes de la société une sympathie générale.

Les directeurs de la *New-River-Company* ont cédé gratuitement le terrain sur lequel il a été construit, et, en outre, gratuitement pendant les quatorze premiers mois, toute l'eau qui a été dépensée. Cette compagnie s'est chargée depuis de fournir l'eau nécessaire pour une redevance annuelle de 2,500 fr. Cet établissement de bains, qui est destiné aux classes pauvres, renferme 49 bains simples pour les hommes et 13 pour les femmes, 8 bains de vapeur et 2 bassins pour se livrer à la natation. Par les temps chauds, il ne s'y donne pas moins de 800 bains par jour, et encore refuse-t-on souvent 2 ou 300 personnes. Le nombre des baigneurs, depuis l'ouverture de l'établissement, a été de 154,221 hommes et de 15,206 femmes. Enfin, les femmes qui sont venues y laver leur linge sont au nombre de 45,125. Les bains ne coûtent dans cet établissement que 10 centimes quand ils sont froids, et 20 centimes quand ils sont chauds, y compris le linge. Contrairement à ce qu'on avait pu supposer tout d'abord, cet établissement est sur le point de se suffire à lui-même par les souscriptions des fondateurs et par ses propres ressources.

Les réformes qui se rattachent à de pareilles fondations intéressent d'ailleurs plus directement qu'on ne le pense l'état moral des travailleurs ; sous leur influence, en effet, la santé du pauvre s'améliore ; un système d'enseignement primaire, largement développé, lui donne de bonnes habitudes morales, et il résulte de cet échange d'appui entre l'État et le prolétaire, une solidarité, une unité d'intérêts, plus puissantes pour le maintien de l'ordre et la prospérité du pays, que tous les systèmes de compression possibles.

Encore une fois, répétons-le, prévenons le mal pour ne pas avoir à le réprimer ; et si brûler n'est pas répondre, rappelons-nous qu'emprisonner ne signifie pas moraliser.

Je terminerai ici ces considérations, dont l'esprit général est résumé dans le projet de loi ci-annexé.

Puisse l'intention qui m'a guidé dans la rédaction de cette note appeler, sur le problème qu'elle embrasse, la sollicitude des Représentants de la nation !

Puisse aussi la République, grandissant forte et glorieuse à l'abri des institutions démocratiques, inaugurer le règne de la fraternité !

25 juin 1848.   ADOLPHE BOBIERRE.

PROJET DE DÉCRET.

RÉPUBLIQUE FRANÇAISE.

LIBERTÉ , ÉGALITÉ , FRATERNITÉ.

Au nom du peuple ,

Ses mandataires ,

Considérant que le développement physique des travailleurs est intimement lié aux conditions de leur émancipation intellectuelle ;

Qu'il y a lieu, en conséquence, de faire entrer dans le domaine du Pouvoir les mesures de sollicitude relatives à la double amélioration des classes pauvres ;

Que l'hygiène publique doit être, par cela même, l'objet d'une étude incessante de la part de l'administration du pays ;

Décrètent :

1.º Il sera créé à Paris une commission centrale de salubrité publique , sur la constitution intérieure de laquelle le ministre de l'instruction publique devra présenter dans le plus bref délai un plan d'organisation.

2.º Ce comité se mettra immédiatement en rapport direct avec les conseils de salubrité existant en France.

3.º Il sera créé , dans chaque département de la République, une place d'inspecteur de salubrité, dont le budget sera voté, moitié par le Conseil général, moitié par le chef-lieu.

L'inspecteur de salubrité sera nommé au concours ; il sera chargé de la vérification des substances alimentaires, et devra contrôler l'exécution des mesures prescrites par le Conseil, notamment dans les ateliers insalubres.

4.º L'exécution des articles 1, 2 et 3 du présent décret sera immédiatement suivie d'une enquête générale effectuée sur tous les points de la République, dans le but de signaler la nature des ateliers, habitations ou conditions d'existence insalubres.

5.º Sur le rapport collectif formulé par la commission

centrale et présenté au Pouvoir exécutif, il sera ouvert un concours général destiné à provoquer les améliorations hygiéniques en rapport avec les exigences industrielles et commerciales.

Un programme de récompenses nationales sera dressé et publié à ce sujet dans toute l'étendue du territoire de la République.

6.° Chaque année, et indépendamment des comptes rendus adressés à la commission centrale de salubrité par les conseils départementaux, 5 inspecteurs délégués seront chargés de parcourir simultanément la France, et de présenter, dans un rapport détaillé, l'ensemble des améliorations introduites par suite des règlements relatifs à l'hygiène publique.

7.° Aux règlements administratifs qui ont régi, jusqu'à ce jour, les rapports des industries dangereuses avec les habitations voisines, seront annexées des mesures rigoureuses propres à régler les rapports du travailleur avec l'entrepreneur, au point de vue de la salubrité. Cette législation tutélaire et intime aura surtout égard aux conditions suivantes : — Ventilation des ateliers. — Emploi d'appareils et de moyens salubres de fabrication.

8.° En ce qui concerne les falsifications des substances alimentaires, taxées jusqu'à ce jour de simples contraventions, elles constitueront à l'avenir un corps de délit pour leur auteur, et seront assimilées à l'homicide par imprudence lorsqu'elles seront susceptibles de causer la maladie ou la mort des consommateurs.

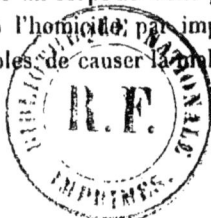

Nantes, Impr. de M.me veuve C. Mellinet. — 44,638.

OUVRAGES DU MÊME AUTEUR :

TRAITÉ DE MANIPULATIONS CHIMIQUES, 1 vol. in-8.° de 480 pages, avec Planches. — Paris, 1844.

DE L'AIR, CONSIDÉRÉ SOUS LE RAPPORT DE LA SALUBRITÉ, broch. in-18. — Paris, 1845.

QUELQUES MOTS SUR L'IMPOT DU SEL DESTINÉ A L'IN-DUSTRIE, broch. in-8.° — Extrait du *Courrier de Nantes*. — Nantes, 1846.

THÈSE SUR L'ATTRACTION UNIVERSELLE ET SUR SON ROLE DANS LES PHÉNOMÈNES CHIMIQUES, in-4.° — Marseille, 1846.

ÉTUDES CHIMIQUES SUR LES COURS D'EAU DE LA LOIRE-INFÉRIEURE, considérés au point de vue de l'agriculture, de l'hygiène et de l'industrie, par ADOLPHE BOBIERRE et ED. MORIDE, 1 vol. in-8.° — Paris et Nantes, 1847.

TECHNOLOGIE DES ENGRAIS DE L'OUEST DE LA FRANCE, Études chimiques, agronomiques et commerciales, sur leur analyse, leur fabrication, leur emploi et leur vente, par ED. MORIDE et ADOLPHE BOBIERRE, 1 vol. in-8.° de 300 pages. — Paris et Nantes, 1848.

Nantes, imprimerie de M.ᵐᵉ veuve Camille Mellinet. — 44,638.

www.ingramcontent.com/pod-product-compliance
Lightning Source LLC
Chambersburg PA
CBHW070741280326
41934CB00011B/2771